RAPPORT

SUR LES

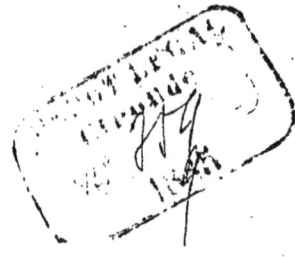

MYÉLITES INFECTIEUSES

PRÉSENTÉ

AU CONGRÈS FRANÇAIS DE MÉDECINE

(DEUXIÈME SESSION. — BORDEAUX, 1895.)

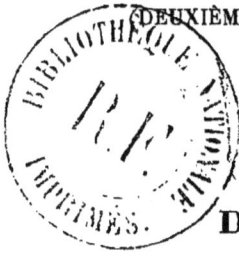

PAR LE

Dʳ GRASSET,

PROFESSEUR A LA FACULTÉ DE MÉDECINE DE MONTPELLIER.

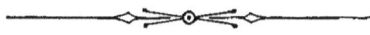

———— ◦ ————

BORDEAUX

G. GOUNOUILHOU, IMPRIMEUR DE LA FACULTÉ DE MÉDECINE

II — RUE GUIRAUDE — II

—

1895

RAPPORT

MYÉLITES INFECTIEUSES

Id87

RAPPORT

SUR LES

MYÉLITES INFECTIEUSES

PRÉSENTÉ

AU CONGRÈS FRANÇAIS DE MÉDECINE

(DEUXIÈME SESSION. — BORDEAUX, 1895.)

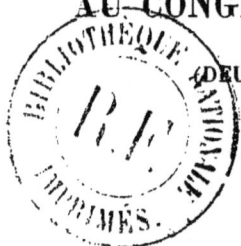

PAR LE

Dr GRASSET,

PROFESSEUR A LA FACULTÉ DE MÉDECINE DE MONTPELLIER.

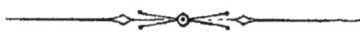

BORDEAUX

G. GOUNOUILHOU, IMPRIMEUR DE LA FACULTÉ DE MÉDECINE

11 — RUE GUIRAUDE — 11

1895

RAPPORT

SUR LES

MYÉLITES INFECTIEUSES

Chargé de présenter au Congrès, dans ce Rapport, un point de départ pour la discussion sur les *myélites infectieuses,* je prendrai la question au seul point de vue *clinique*, laissant l'anatomie et la physiologie pathologiques des cas spontanés et des cas expérimentaux à mon corapporteur, dont la compétence est si universellement et légitimement reconnue.

De plus, je laisserai volontairement et entièrement de côté la *syphilis* et la *tuberculose;* non certes que je ne considère ces deux maladies comme infectieuses, mais parce que ces deux grosses questions, qui ne sont pas sans analogies entre elles, des localisations médullaires de la syphilis et de la tuberculose sont tout à fait distinctes des autres maladies infectieuses, ont une histoire à part et mériteraient d'être séparément mises à l'ordre du jour des prochains Congrès.

Ainsi limité et restreint, le sujet est encore suffisamment étendu.

J'essaierai donc simplement de démontrer les propositions suivantes, qui me paraissent résumer la doctrine clinique actuelle des myélites infectieuses :

I. Il paraît établi qu'il y a un rapport fréquent de cause à effet entre l'infection sous ses diverses formes et les diverses myélites, — en donnant au mot « myélite » son ancien sens le plus général, qui comprend à la fois les myélites aiguës et les myélites chroniques, diffuses ou systématisées, — la démonstration de cette proposition ne pouvant être faite qu'avec des observations suivies d'autopsie.

II. Toutes les infections paraissent pouvoir engendrer des maladies de la moelle, et cela aux diverses phases de leur propre évolution.

III. Les divers types cliniques de myélite peuvent être engendrés par les maladies infectieuses, — avec cette remarque complémentaire que les formes de myélite le plus fréquemment observées après les infections sont les myélites diffuses, soit la myélite diffuse aiguë (non envahissante ou envahissante, en un foyer ou en foyers disséminés), soit la myélite diffuse chronique (en un foyer ou en plaques).

IV. Les myélites infectieuses n'ont pas une histoire clinique différente suivant la nature de l'infection causale.

En d'autres termes, la myélite peut être cliniquement la même après des infections différentes, et la même infection peut développer des myélites cliniquement différentes.

En un mot, le tableau clinique est commandé par le siège de la localisation sur la moelle plutôt que par la nature de l'infection.

V. Que les microbes agissent sur la moelle par eux-mêmes ou par leurs toxines, il est difficile de dire si chaque maladie infectieuse détermine directement la myélite, ou si chaque infection spéciale appelle une infection banale secondaire de la moelle.

Je crois cependant plus probable que les infections banales (streptocoque, staphylocoque, coli-bacille) sont le plus souvent la cause directe des myélites infectieuses, quelle que soit la nature de l'infection initiale.

VI. En tous cas, l'étiologie des myélites infectieuses est complexe : la maladie demande pour se produire le concours de l'infection et d'une prédisposition névropathique, acquise ou héréditaire.

VII. Le diagnostic, le pronostic et le traitement des myélites infectieuses se déduisent des considérations précédentes.

I

Il paraît établi qu'il y a un rapport fréquent de cause à effet entre l'infection sous ses diverses formes et les diverses myélites, — en donnant au mot « myélite » son ancien sens le plus général, qui comprend à la fois les myélites aiguës et les myélites chroniques, diffuses ou systématisées, — la démonstration de cette proposition ne pouvant être faite qu'avec des observations suivies d'autopsie.

1. La démonstration rigoureuse de cette proposition ne date réellement que de ces dernières années.

Les anciens médecins connaissaient et avaient décrit les « para-

lysies dans les maladies aiguës ». Il n'y a qu'à parcourir la cons-
ciencieuse revue historique([1]) consacrée par Imbert Gourbeyre(50)
à cette question, et on y verra de nombreuses et très anciennes
observations de paralysies consécutives à la dysenterie, à la rougeole, à la variole, à la scarlatine, à l'érysipèle, à la fièvre
typhoïde, aux fièvres intermittentes, aux phlegmasies thoraciques
et à la diphtérie.

Mais tous ces faits ne peuvent pas servir à une démonstration
comme celle que nous avons à fournir.

Nous savons aujourd'hui que beaucoup des paralysies observées
à la suite ou dans le cours des maladies aiguës, ou mieux des
maladies infectieuses (aiguës ou chroniques), ne sont pas dues à
des myélites.

Beaucoup sont névrosiques (hystérie infectieuse), et l'hystérie
peut simuler toutes les maladies organiques du système nerveux.
D'autres sont liées à une lésion anatomique de régions du système
nerveux, autres que la moelle, comme l'encéphale et surtout les
nerfs.

On sait combien le diagnostic différentiel est difficile, même
pour les neurologues les plus exercés, entre certaines myélites,
certaines polynévrites et certaines névroses.

Dès lors, il est impossible de faire ce départ d'une manière
rigoureuse et scientifique dans les observations qui ne sont pas
accompagnées du contrôle *post mortem*.

Nous n'admettrons donc, pour notre démonstration, que les
observations avec autopsie ([2]).

2. Parmi les faits anciens, nous n'en citerons que deux : en
1827, un d'Ollivier d'Angers (75) de myélite postpneumonique, et
en 1856, un de Gull (4) de myélite consécutive à la blennorragie.

En 1860, le mémoire classique de Gubler (45), qui a été l'occasion
du travail d'Imbert Gourbeyre (50), ouvre une ère plus moderne
et plus scientifique.

Il contient un grand nombre d'observations personnelles bien

([1]) Comme les mêmes faits et les mêmes auteurs sont rappelés dans divers
passages de ce Rapport, nous avons réuni à la fin toutes les notes bibliographiques.
C'est à ces notes que renvoie le numéro placé entre parenthèses à côté de chaque
nom d'auteur. Pour faciliter les recherches, ces notes sont rangées par ordre alpha-
bétique des noms d'auteur. (Voir p. 33.)

([2]) Nous n'avons naturellement pas la prétention d'être complet dans la nomenclature qui va suivre. Nous avons tenu surtout à établir un cadre solide dans lequel
chacun pourra ensuite joindre soit les faits antérieurs que nous aurons involontaire-
ment négligés, soit les faits nouveaux qui seront ultérieurement publiés. Tous ces
faits seront facilement catalogués en les classant : suivant l'année de leur publication
dans la première partie, suivant la nature de l'infection initiale dans la deuxième, et
suivant le type clinique de la myélite réalisée dans la troisième.

prises; mais, en allant au fond des choses, on voit encore qu'il ne peut pas nous servir. La plupart des malades ont guéri, et le diagnostic de myélite est impossible à affirmer. Quelques-uns sont morts; mais, dans aucune des autopsies rapportées, nous n'avons trouvé de document médullaire ayant une valeur.

Peu après commencent à apparaître les observations avec autopsie qui peuvent être utilisées pour notre démonstration.

Dans ces observations, l'auteur n'a pas toujours la préoccupation de rattacher la myélite à l'infection; mais en historien complet, il rapporte la maladie infectieuse et puis la myélite qui est démontrée *post mortem*.

Je citerai les suivants.

3. En 1867, deux cas de Delioux de Savignac (28) de myélite postdysentérique;

En 1869, une observation de Joffroy (52) de sclérose en plaques postcholérique;

En 1871, deux observations de paralysie infantile de Roger et Damaschino (84), l'une dans la convalescence d'une variole, l'autre à la suite de la dysenterie (79), et celle d'Œrtel (73) de paralysie diphtéritique avec lésion médullaire;

En 1872, un fait de sclérose en plaques d'Ebstein (32) à la suite d'une fièvre typhoïde, un de Jolly (54) à la suite d'un érysipèle et une observation de Westphal (100) de myélite disséminée après une pneumonie;

En 1874, deux nouveaux faits de Westphal (100) de myélite disséminée à la suite de la variole;

En 1876, deux observations de Vulpian (99) de lésion médullaire postdiphtéritique, et une de Baumgarten (5) à la suite du charbon;

En 1878, les cinq cas étudiés par Dejerine (27) de myélite post-diphtéritique;

En 1879, l'observation d'Hoffmann (47), foyer de myélite dorsale à la suite de la dysenterie.

4. A ce moment (1880) paraît la thèse d'agrégation de Landouzy (57), qui est un travail extrêmement complet, mais qui contient surtout, en grand nombre, des observations sans autopsie.

C'est alors que s'ouvre la période contemporaine, dans laquelle on ne se contente plus de constater la succession de l'infection et de la myélite, mais on cherche encore à établir et à étudier les rapports étiologiques qu'il peut y avoir entre les maladies infectieuses et les maladies de la moelle.

A ce moment, je terminais des *Leçons sur les maladies de la moelle* (42) en disant que « toutes les formes de myélite... ne sont que des manifestations morbides d'états généraux variés, encore mal connus... » Ce n'était qu'un cadre dont le tableau était à peine ébauché encore; mais le cadre était posé.

Si je n'avais pas écarté la syphilis de mon plan, c'est là que je trouverais les premiers travaux d'ensemble de Caizergues (à Montpellier) et de Julliard (à Lyon) sur les myélites syphilitiques, et surtout la série des belles recherches de Fournier sur l'origine syphilitique du tabes, recherches qui commencent au Mémoire de 1875-1876, dans les *Annales de Dermatologie,* pour ne se terminer qu'en 1894 avec le livre sur les *Affections parasyphilitiques.*

Bientôt, en 1884, Pierre Marie (65) insiste sur l'étiologie infectieuse de la sclérose en plaques. Des nombreux faits qu'il rapproche il conclut que « la sclérose en plaques, lésion dépendant d'altérations artérielles d'origine infectieuse, ne peut être considérée comme une maladie du système nerveux, du moins dans le sens théorique du mot maladie; ce n'est autre chose, suivant la nomenclature actuelle, que la localisation médulloencéphalique de la détermination vasculaire de maladies générales diverses qui semblent être constamment de nature infectieuse ».

Peu de temps après, en 1887, et dans une série de travaux échelonnés jusqu'en 1890, Cordier (25), Leegard (61), Medin (68), Briegleb (16) attirent l'attention sur le caractère épidémique que peut prendre la paralysie atrophique de l'enfance et développent l'idée de la nature infectieuse de cette myélite, idée déjà émise antérieurement, que Marie (66) étaiera ensuite avec des arguments variés.

5. Enfin, voici une série de faits bien observés avec autopsie, tous postérieurs à 1880.

En 1884, Bourguet (14) publie un fait de Carre de myélite postpneumonique;

En 1885, Laveran (59) une myélite postdysentérique, et Percy-Kidd (76) une poliomyélite antérieure diffuse postdiphtéritique;

En 1886, Barlow (3) une myélite ascendante aiguë consécutive à la rougeole, et Curschmann (26) une autre consécutive à l'infection éberthienne;

En 1887, Joffroy et Achard (53) une myélite postpneumonique;

En 1888, Bettelheim (8) une autre myélite postpneumonique;

En 1889, Chevreau (22) une myélite rhumatismale, Dufour (31) une myélite postblennorragique, et Ullmann (96) une myélite suppurée qu'il considère comme consécutive à une gonorrhée;

En 1890, Laveran (60) une myélite postgrippale, et Eisenlohr (33) une myélite staphylococcique;

En 1892, Seymour Sharkey (88) une myélite diphtéritique;

En 1893, Leyden (62) une myélite postgrippale, James Taylor (92) une syringomyélie consécutive à une bronchite, et Lippmann (63) une paralysie spinale infantile consécutive à la furonculose;

En 1894, Schlesinger (87) un abcès de la moelle dans lequel il constate la présence du staphylocoque, Bikelès (10) une myélite postdiphtéritique, Barrié (4) une méningomyélite blennorragique, et Auché et Hobbs (1) une myélite consécutive à la variole.

Enfin, en 1895, Œttinger et Marinesco (74) une autre myélite postvariolique, Widal et Besançon (101) deux faits de myélite au début également consécutive à la variole, et Homen (48) un abcès de la moelle à streptocoques.

6. Ce mouvement clinique considérable a été très heureusement complété par l'expérimentation, dont je ne dois pas parler en détail, mais dont il faut dire un mot, parce que c'est elle qui est venue très opportunément compléter la démonstration de la proposition inscrite en tête de ce premier chapitre.

En 1891 et 1892, Gilbert et Lion (37) montrent expérimentalement l'action du coli-bacille sur la moelle, et Roger (83) détermine avec le streptocoque, chez le lapin, des foyers de myélite avec amyotrophie.

En 1893, Bourges (13) fait une myélite diffuse aiguë avec l'érysipélocoque, Vincent (98) une myélite ascendante à type de Landry, avec le bacille d'Eberth associé à un microbe pathogène d'espèce indéterminée isolé *post mortem* de la rate d'un typhoïdique, et Stcherback (90), reprenant les expériences de Roux et Yersin, étudie, dans le laboratoire de Straus, les lésions provoquées dans le système nerveux par le poison diphtérique, et il trouve des lésions médullaires, qu'il considère comme accessoires, mais qui paraissent incontestables.

En 1894, Thoinot et Masselin (94) étudient sur soixante-deux lapins les localisations médullaires de l'infection expérimentale par le coli-bacille et le staphylocoque doré, et, dans le laboratoire de François Franck, Enriquez et Hallion (34) déterminent une myélite avec la toxine diphtéritique.

Enfin, en 1895, Widal et Besançon (101) ont étudié sur le lapin les myélites infectieuses expérimentales à streptocoques.

Ces faits expérimentaux, rapprochés des observations cliniques rapportées plus haut, me semblent bien établir qu'*il y a un rapport fréquent de cause à effet entre l'infection sous ses diverses formes et les diverses myélites, la démonstration de cette proposition ne se faisant qu'avec des observations suivies d'autopsie.*

La démonstration va du reste se compléter, et surtout se préciser dans les deux paragraphes suivants, dans lesquels nous allons passer en revue successivement les divers types d'infection et les divers types de myélite.

II

Toutes les infections paraissent pouvoir engendrer des maladies de la moelle, et cela aux diverses phases de leur propre évolution.

1. C'est la *variole* qui paraît avoir fourni les meilleures observations scientifiques de myélite infectieuse. Sept de nos faits avec autopsie appartiennent à cette infection. Ce sont ceux de Roger et Damaschino (84), Westphal (100), Auché et Hobbs (1), Œttinger et Marinesco (74), Widal et Besançon (101).

Le malade de Roger et Damaschino (deux ans et demi) est frappé de paraplégie dans la convalescence d'une variole discrète; marche à rétrocession de la paralysie infantile; mort par rougeole six mois après. — Ramollissement blanchâtre de la substance grise lombaire.

Le premier malade de Westphal (trente-deux ans) est pris de symptômes médullaires au douzième jour d'une variole non confluente. Il meurt au quarantième jour de la maladie totale. — Foyers de myélite disséminée.

Le second malade de Westphal (vingt-deux ans) a une varioloïde et, quelques jours après la disparition de l'exanthème, de la paraplégie. Amélioration. Pérityphlite. Mort. — Myélite disséminée.

Chez la malade de Auché et Hobbs (vingt-quatre ans), apparition d'une paraplégie flasque dans la période de décrustation d'une variole discrète. Eschare sacrée. Infection urinaire. Mort. — Vaste foyer de myélite dorsolombaire, avec des colibacilles et des streptocoques.

Le malade d'Œttinger et Marinesco a une myélite aiguë disséminée à forme de paralysie ascendante de Landry, dans la convalescence d'une variole discrète. Il y avait beaucoup de streptocoques dans la moelle.

Enfin, Widal et Besançon ont fait deux autopsies de vieilles femmes varioleuses n'ayant pas cliniquement présenté de symptômes médullaires, et chez lesquelles il y avait cependant un commencement d'altération de la moelle.

Voilà un faisceau de faits suffisamment démonstratifs de myélite postvarioleuse. On en cite d'autres moins concluants.

En 1871, Chalvet (19) a publié un cas de maladie de Landry,
observé à l'hôpital Saint-Éloi de Montpellier pendant mon inter-
nat, qui débuta le lendemain de l'éruption d'une varioloïde, et
emporta le malade en trois jours. On peut retenir ce fait parce
que, malgré la rapidité foudroyante de l'évolution, Kiener trouva
que la moelle n'était pas saine.

On peut rapprocher de ce cas des faits sans autopsie : l'observation XXI de Gubler (45), celle de Bernhardt (57) (paralysie
ascendante aiguë, au déclin d'une varioloïde, qui enlève le malade en trois jours) et celle de Gros, publiée à Alger en 1883. De
Grandmaison (41) cite des cas semblables.

Enfin, nous pouvons mentionner aussi les faits de sclérose en
plaques, développée après la variole. Ce sont les observations de
Westphal (100), dont Marie (65) rapproche un fait de Charcot et
Bourneville (1869).

Sans exagérer la valeur démonstrative de ces faits, on peut
bien dire que la variole détermine des myélites.

Si le début de la localisation médullaire est le plus souvent
tardif, postérieur à la dessiccation et fréquemment en pleine
convalescence, on voit aussi la myélopathie apparaître dès les
premiers jours de la maladie.

Dans cette dernière catégorie de faits rentreraient les cas de
paraplégie, signalés par Trousseau notamment, à la phase initiale
rachialgique de l'infection.

Marfan (64) a publié un cas de myélopathie consécutif à la
varicelle; mais l'étiologie infectieuse est trop complexe dans
cette observation pour qu'elle soit démonstrative.

2. Les faits démonstratifs sont rares pour la *rougeole* et la
scarlatine.

Je citerai cependant celui de Barlow (3) avec autopsie : paralysie ascendante aiguë débutant au troisième jour et tuant au
onzième de la rougeole. — Foyers de myélite disséminée.

On peut en rapprocher les observations (sans contrôle nécrop-
sique) de Bergeron (57) : quarante-deux jours après l'éruption,
paralysie ascendante qui entraîne la mort ; de Liégeard (57) : au
commencement de la convalescence, paralysie généralisée à
marche aiguë ascendante, suivie de guérison ; de Négrié (70)...

Les classiques mentionnent des observations de paraplégie
(James Lucas, Lardier, Larivière, Carter), de paralysie infantile
(Holmes Coote), de sclérose en plaques, d'atrophie musculaire

(Ormerod), de paralysie circonscrite à deux muscles symétriques (Rendu)...

Bayle (6) qui a réuni les faits connus sans ajouter de nouvelle autopsie qui puisse nous servir, conclut, pour la date d'apparition, que les paralysies « rares au début et au cours de la maladie, surviennent six fois sur sept pendant la convalescence ou à son début ».

Pour la scarlatine, Wurtz (102) cite un cas de Weissemberg de méningite rachidienne qui entraîna la mort en trois heures et en rapproche la rachialgie persistante constatée une fois par Sanné.

Nous ne consacrons pas de paragraphe spécial aux *oreillons* parce que nous n'avons pas d'observation de myélite ourlienne avec autopsie.

On trouvera des faits sans autopsie dans le livre de Comby (24).

3. A première vue, on croirait les documents beaucoup plus considérables pour la *fièvre typhoïde*.

C'est en effet une des maladies infectieuses qui entraîne le plus fréquemment des paralysies, et nombreuses sont les observations publiées.

Mais si on soumet tout cela à une critique scientifique sévère, on ne trouve pas beaucoup de faits démonstratifs.

Ainsi Landouzy (57) cite plus de vingt observations posttyphoïdiques : aucune ne porte avec elle la preuve absolue de l'existence d'une myélite. Une seule est suivie d'autopsie : la lésion était périphérique.

De même Marie (65) rapporte une douzaine d'observations de sclérose en plaques consécutive à une fièvre typhoïde : une seule est suivie d'une autopsie confirmative.

Les preuves positives de la myélite posttyphoïdique se réduisent aux suivantes :

Expérimentalement, Vincent (98) a déterminé une myélite ascendante à type de Landry avec le bacille d'Eberth associé à un microbe pathogène d'espèce indéterminée, isolé *post mortem* de la rate d'un typhoïdique.

Cliniquement, Ebstein (32) raconte l'histoire d'un homme (quarante-quatre ans) qui fut atteint de fièvre typhoïde intense avec perte de connaissance prolongée. Pendant la convalescence apparurent les symptômes de la sclérose en plaques, qui fut confirmée par l'autopsie.

Curschmann (26), dans un cas de paralysie spinale aiguë ascendante, survenue pendant l'évolution d'une dothiénentérie, a trouvé des bacilles d'Eberth dans la moelle.

Enfin, on pourrait joindre les faits de méningite spinale éberthienne comme celui de Honl (49).

Maintenant, tout en ne reconnaissant pas aux faits sans
autopsie une vraie valeur démonstrative, on peut bien admettre
que dans un certain nombre de cas le diagnostic de myélite a dû
être légitimement posé.

Ainsi, dans la thèse de Landouzy (57), il y a quelques cas de
paraplégie avec amyotrophie et participation des sphincters que
l'on pourrait invoquer; de même, dans certains cas du mémoire
de Marie (65), le diagnostic de sclérose en plaques semble certain,
quoique non vérifié par l'autopsie.

Enfin Raymond (80) a publié deux observations de myélite
ascendante dont l'importance paraît grande.

En somme, on peut dire que les myélites posttyphoïdiques
existent, mais qu'elles sont beaucoup moins fréquentes qu'on ne
l'a cru jusqu'à présent, ou du moins les preuves certaines de leur
existence sont beaucoup moins nombreuses qu'on ne le croit
généralement, et il ne faudrait pas négliger de publier de nouveaux
documents sur la question toutes les fois que l'occasion s'en
présentera.

Ces localisations spinales de la dothiénentérie peuvent du reste
se produire à toutes les périodes de la maladie infectieuse.

« Ainsi, on les voit survenir au cours même de la fièvre,
pendant la période d'invasion ou à la période d'état, comme une
simple exagération des symptômes ordinaires de la maladie (Trousseau, Vulpian) ou comme une complication de nature variable
(Eisenlohr, Cormack). Mais cependant l'époque de prédilection
pour l'apparition des paralysies est la phase de déclin ou la
convalescence. » C'est dans ces derniers cas la paralysie-épilogue
dé Landouzy.

4. Pour la *blennorragie,* nous avons à signaler quatre faits
intéressants avec autopsie.

Le malade de Gull (4), âgé de vingt et un ans, est pris, dans le
cours d'une gonorrhée, de symptômes de myélite diffuse aiguë
qui le tue en quinze jours. — Moelle ramollie jusqu'au milieu de
la région dorsale.

Le malade de Dufour (31), âgé de dix-huit ans, dans le cours
d'une première blennorragie, présente de la paraplégie avec
participation des sphincters, eschare sacrée; la myélite monte et
le tue dans des accidents bulbaires. — La moelle est très ramollie
et Mosny trouve des lésions, surtout dans les faisceaux pyra-
midaux.

Dans le cas d'Ullmann (96), c'est un abcès de la moelle avec méningite purulente, en plusieurs foyers, que l'auteur considère comme de nature métastatique et consécutifs à une gonorrhée.

Enfin, chez un homme de cinquante-deux ans, à la suite d'une blennorragie, Barrié (4) voit se développer une méningo-myélite, dont il vérifie l'existence à l'autopsie et qu'il étudie avec soin : elle paraissait due au staphylocoque plutôt qu'au gonocoque.

Les faits sans autopsie sont beaucoup plus nombreux. Je me contenterai d'indiquer ici ceux d'Hayem et Parmentier (46), de Chavier et Février (21), de Spillmann et Haushalter (89), et de Pombrak (77), tous assez récents pour avoir une valeur.

On en trouvera d'autres dans la thèse de Barrié (4).

J'y ajouterai les discussions récentes à la Société de Neurologie et de Psychiatrie de Moscou (30).

Ce faisceau de preuves cliniques me paraît suffire à établir l'existence de la myélite postblennorragique.

5. Les documents expérimentaux relatifs à l'*érysipèle* et à la *streptococcie* sont relativement considérables.

Nous avons vu, en effet, que Roger (83) a déterminé avec le streptocoque les premières amyotrophies expérimentales, que Bourges (13) a déterminé une myélite diffuse aiguë avec l'érysipélocoque, et que Widal et Besançon (101) ont étudié l'action des streptocoques sur la moelle des lapins.

Les documents cliniques sont, jusqu'à présent, plus rares. Nous n'avons que deux observations avec autopsie : une de Jolly (54) et une de Homen (48).

La malade de Jolly, vingt-huit ans, a eu quatre ou cinq érysipèles; cinq ou six semaines après le dernier commencent les symptômes d'une sclérose en plaques, qui se termine par des accidents bulbaires et est constatée à l'autopsie.

Plus récemment, Homen a publié un cas d'abcès médullaire à streptocoques, développé métastatiquement chez un homme de cinquante-six ans, bronchectasique.

A côté de ces faits démonstratifs, nous pouvons en indiquer quelques-uns sans autopsie : deux assez anciens de Gubler (45) et de Vigla, dont la valeur est médiocre dans l'espèce, et deux récents, plus importants, de Brault (15) et de Chantemesse (20). Ce dernier auteur a vu une paraplégie chronique se développer un an après la guérison d'un érysipèle de la face.

Je peux placer dans le même paragraphe les faits relatifs à la *furonculose* et à la *staphylococcie*.

Le malade de Lippmann (63) est un enfant qui eut une furon-

culose généralisée (plusieurs centaines de furoncles) dans les
premiers mois de sa vie. Les paralysies survinrent quelques jours
après la disparition des furoncles. L'enfant mourut à sept mois,
quatre mois après le début de la paralysie, et l'autopsie confirma
le diagnostic de paralysie spinale infantile.

Dans le cas d'Eisenlohr (33), on trouva des staphylocoques
dorés et blancs dans la moelle d'une paralysie ascendante aiguë.

Dans le cas de Schlesinger (87), il y eut un abcès à staphylocoques de la moelle, consécutif à une cystite et à un abcès de la
prostate de cause traumatique.

La myélite postblennorragique de Barrié (4) était due au
staphylocoque plutôt qu'au gonocoque.

C'est au staphylocoque également que sont dues, au moins
en partie, les myélites expérimentales de Thoinot et Masselin (94).

En somme, l'existence des myélites streptococciques et staphy-
lococciques me paraît largement démontrée.

6. La *diphtérie* paraît produire beaucoup plus souvent des
lésions périphériques que des lésions médullaires.

Nous avons cependant quelques documents expérimentaux et
cliniques.

Au point de vue expérimental, nous avons vu la moelle altérée
dans les expériences de Stcherbak (90) et dans celles d'Enriquez
et Hallion (34).

En clinique, nous avons d'abord le fait d'Œrtel (73) : à l'autopsie
d'une paralysie diphtéritique, « infiltration de noyaux dans les
cornes antérieures et exsudat croupal dans le canal de la
moelle ».

Puis, dans deux cas, Vulpian (99) trouve « une raréfaction du
tissu conjonctif de la partie externe et postérieure de la corne
antérieure de la substance grise et une modification assez nette
des cellules nerveuses de cette partie... ».

Dejerine (27), qui plus tard a reconnu, mieux que personne, la
prédominance des lésions périphériques, constate, en 1878, une
altération médullaire, probablement de nature inflammatoire,
siégeant dans la substance grise sans affecter la substance
blanche.

De cette première série de faits, Landouzy (57) concluait, en
1880, que « du fait de la diphtérie, les cellules spinales souffrent ».

Depuis lors, nous avons les faits de Percy Kidd (76), de Seymour Sharkey (88), de Bikeles (10) et d'Arnheim (86).

Percy Kidd trouve, chez un enfant mort de paralysie diphtérique, des modifications notables des cornes antérieures de la moelle.

Seymour Sharkey, chez un diphtérique de quatre ans qui n'avait plus de réflexe tendineux et était mort sans paralysie, a trouvé les grandes cellules motrices des cornes antérieures remplies de volumineuses granulations noirâtres qui masquaient complètement leur noyau et ressemblaient à celles que l'on rencontre au cours des myélites.

Bikeles, chez un homme de soixante ans mort de diphtérie, trouve une altération médullaire au niveau des cordons postérieurs dans les zones radiculaires.

Enfin, Arnheim aurait trouvé des altérations légères de la moelle dans quelques-unes des huit autopsies d'enfants, morts de paralysie diphtérique, qu'il a faites récemment.

Les observations sans autopsie, que l'on pourrait réunir en grand nombre, seraient ici sans utilité scientifique.

On peut conclure, avec les classiques, que les lésions médullaires sont plutôt rares dans la diphtérie; mais il serait, je crois, contraire à la vérité clinique d'en nier l'existence.

Ces complications médullaires, et en général les complications nerveuses, de la diphtérie peuvent du reste apparaître à toutes les périodes de la maladie infectieuse : huit à quinze jours après la disparition des signes locaux, parfois beaucoup plus tard, un mois et demi ou deux après la guérison de l'angine d'après Grancher et Boulloche (40), du quatrième au soixante-neuvième jour de la maladie d'après Genhart (35).

7. Nous rapprocherons, dans le même paragraphe, ce qui a trait au *choléra,* au *choléra infantile,* à la *diarrhée chronique,* à la *colibacillose* et à la *dysenterie.*

Même en réunissant toutes ces infections diverses, nous aurons un paragraphe maigre.

Pour l'expérimentation, nous avons vu que Gilbert et Lion (37) d'un côté, Thoinot et Masselin (94) de l'autre, ont déterminé des myélites avec le coli-bacille.

On pourrait en rapprocher un fait de paralysie humaine colibacillaire (sans autopsie) annoncé par Gilbert (36).

Peut-être faudrait-il aussi faire rentrer dans le même chapitre les myélites par infection urinaire comme le fait qu'Orcel et Stourme (75 *bis*) ont communiqué au Congrès de Lyon.

Les observations avec autopsie se réduisent aux cinq suivantes relatives à la dysenterie et à une sixième consécutive au choléra.

Dans le premier fait de Delioux de Savignac (28), un ouvrier de l'arsenal de Toulon, dans le cours d'une dysenterie chronique du Tonkin, présente une paraplégie et meurt soixante jours après. — Au renflement lombaire de la moelle, commencement de ramollissement avec assez forte injection sanguine périphérique.

Le second malade (vingt-six ans), du même auteur, dans une dysenterie chronique du Mexique, a une paralysie diffuse généralisée. — Ramollissement du renflement cervical et lombaire de la moelle.

L'enfant (deux ans) observé par Roger et Damaschino (84) a une hémiplégie gauche et une paralysie de la jambe droite à la suite d'une dysenterie aiguë de Paris. — Atrophie des cellules antérieures de la moelle, au renflement cervical à gauche et au renflement lombaire des deux côtés.

Chez un soldat, souffrant de la dysenterie depuis longtemps, Hoffmann (47) observe une paralysie. — Foyer de myélite entre la septième et la dixième vertèbre dorsale.

Le malade de Laveran (59) (vingt ans), a une dysenterie ancienne de Tunisie, qui reparaît après une fièvre typhoïde. Les membres inférieurs tremblent, se paralysent... — Ramollissement blanc du renflement lombaire de la moelle.

La malade de Joffroy (52) a une attaque de choléra à vingt-huit ans. A ce moment, la sclérose en plaques débute, est aggravée ensuite par une fièvre typhoïde et est finalement confirmée par l'autopsie.

On trouvera, en outre, un assez grand nombre d'observations sans autopsie dans la thèse de Landouzy (57), dans le mémoire de Pugibet (79), dans le livre de Kelsch et Kiener (56) et dans la thèse de Ménard (69).

8. Les localisations nerveuses de la *grippe* ont provoqué de nombreux travaux dans ces dernières années. Nous ne citerons cependant que deux cas de myélite postgrippale avec autopsie : un de Laveran (60) et un de Leyden (62).

Le malade de Laveran a une grippe avec pneumonie droite, puis une paraplégie complète. — « La moelle présente à l'œil nu des signes d'inflammation. »

Le malade de Leyden présente une paralysie ascendante aiguë. — En même temps que des altérations névritiques, « gonflement des cylindre-axes de la moelle, surtout dans la région dorsale ».

Si on voulait des observations sans autopsie, on en trouverait quelques-unes dans le travail de Bidon (9) et dans celui de Teissier (93). Rendu (81) a rapporté deux cas de sclérose en plaques, Goldflam (39) un cas de poliomyélite antérieure avec polioencéphalite ([1]), Laurenti (58) un cas de gangrène symétrique qu'il rapporte à la moelle. Enfin, dans la discussion que provoqua la communication de Leyden (62), divers auteurs, notamment Jolly, ont cité des faits de myélite postgrippale.

9. Pour la *pneumococcie,* je citerai cinq faits (de valeur inégale) avec autopsie.

Le malade d'Ollivier d'Angers (75), à l'âge de vingt-deux mois, guérit d'abord d'une paraplégie suite de diarrhée chronique; plus tard, il contracte une pneumonie : la paraplégie reparaît. — Méningomyélite avec ramollissement du renflement lombaire.

La malade de Westphal (100) arrive avec une pneumonie grave, puis présente une sclérose en plaques, classique comme tableau clinique et comme lésion anatomique (Marie fait des réserves sur ce cas à cause du défaut de renseignements sur la date du début de cette sclérose en plaques).

Le malade de Carre et Bourguet (14), âgé de quatre-vingt-trois ans, a une pneumonie double; à la défervescence, paralysie des sphincters, puis paraplégie, eschare au sacrum; quelques symptômes de paralysie ascendante. — Foyers de méningite suppurée et de myélite constatée histologiquement par Charrin.

Le malade de Joffroy et Achard (53), âgé de vingt et un ans, contracte, dans la convalescence d'un rhumatisme, une pneumonie grave; pendant la convalescence, début d'une paralysie lentement progressive; mort seulement trois ans après. — Plaques de sclérose et myélite cavitaire.

Enfin, la malade de Bettelheim (8) a cinquante-huit ans; elle fait en dix jours une pneumonie, puis une paraplégie et meurt. — La consistance de la moelle est diminuée de la quatrième à la sixième vertèbre dorsale (je dois ajouter cependant que l'examen microscopique fut négatif).

On voit que de nouveaux faits bien étudiés de myélite pneumococcique avec autopsie sont encore désirables.

Quant aux observations sans autopsie, on en trouvera une série dans les mémoires de Netter (71), de Carre (14) et de Stéphan (91) et dans la thèse de Boulloche (12).

Les myélites pneumococciques peuvent se produire aux diverses époques de l'infection.

Elles peuvent, suivant Netter (72), comme les autres manifestations extrapulmonaires de l'infection pneumococcique : 1° précéder la pneumonie de plusieurs jours; 2° apparaître en même temps

---

([1]) Pour ce cas, terminé par la mort, je n'ai pas trouvé dans le travail de Goldflam l'autopsie dont parle Teissier.

que celle-ci; 3° survenir au cours de la période d'état; 4° éclater en pleine convalescence plusieurs jours après la crise; 5° se manifester en dehors de toute pneumonie.

Comme appendice à ce paragraphe, je citerai un cas de James Taylor (92) de myélite consécutive à une *bronchite :* c'est une myélite infectieuse pour laquelle la nature de l'infection n'a pas été déterminée.

Ce malade avait eu une scarlatine et une variole qui paraissent sans influence sur l'histoire ultérieure. La maladie débute en 1889 par une bronchite à la suite de laquelle il y eut de la faiblesse dans le bras droit et de la difficulté pour avaler les liquides. — A l'autopsie, on constata une syringomyélie.

10. Si le rhumatisme chronique et l'arthritisme sont des troubles de la nutrition, le *rhumatisme articulaire aigu* est évidemment une maladie infectieuse, dont nous devons chercher les localisations médullaires, en évitant de les confondre avec les arthropathies d'origine spinale.

Il faut également séparer les méningo-myélites qui peuvent accompagner les pseudo-rhumatismes infectieux, c'est-à-dire les arthropathies liées à d'autres infections non rhumatismales.

Tous ces départs faits, nous n'avons qu'une observation avec autopsie, et encore la myélite est-elle bien réduite dans ce cas.

Ce malade observé par Chevreau (22) dans le service de Lancereaux, avait vingt-quatre ans. La maladie débute par une paraplégie, puis le rhumatisme aigu évolue avec localisations articulaires, sueurs, angine, endopéricardite, congestion pulmonaire, pleurésie, délire, eschare fessière... A l'autopsie, la moelle est d'apparence normale, paraît un peu plus consistante et de couleur plus rosée au niveau du renflement lombaire. Au microscope, légères dilatations vasculaires dans la moelle lombaire, çà et là quelques amas de globules rouges dans les gaines vasculaires; quelques rares cellules migratrices dans les gaines ou en dehors. « Somme toute, minimum de lésions, simple congestion spinale. »

Pour les faits sans autopsie, on les trouvera dans les thèses de Landouzy (57) et de Chevreau (22), et on consultera la discussion soulevée en 1878 à la Société médicale des hôpitaux par une communication de Vallin.

11. Je termine par le *paludisme* qui sera fort court; car je n'ai trouvé aucune observation concluante de myélite paludéenne avec autopsie.

On trouvera des faits sans autopsie dans les thèses de Vincent (97) et de Landouzy (57), les mémoires de Marie (65), de Prince (78), de Boinet et Salebert (11) et de Torti et Angelini (95) et la thèse de Ménard (69).

On voit d'après tout cela qu'il y a encore beaucoup à faire dans cette question, que de nouveaux faits bien observés, avec autopsie, sont à souhaiter encore dans la plupart des chapitres.

Mais cependant les documents réunis semblent suffire pour permettre de conclure que *toutes les infections paraissent pouvoir engendrer des maladies de la moelle, et cela aux diverses phases de leur propre évolution.*

III

Les divers types cliniques de myélite peuvent être engendrés par les maladies infectieuses — avec cette remarque complémentaire que les formes de myélite le plus fréquemment observées après les infections sont les myélites diffuses, soit la myélite diffuse aiguë (non envahissante ou envahissante, en un foyer ou en foyers disséminés), soit la myélite diffuse chronique (en un foyer ou en plaques).

Pour passer en revue les divers types cliniques de myélite, je suivrai l'ordre que nous avons adopté avec Rauzier (43).

1. *L'ataxie locomotrice progressive* est certainement une des myélites dans l'étiologie desquelles l'infection paraît jouer un grand rôle. Seulement nous y insisterons peu parce que la maladie infectieuse, qui a les rapports les plus fréquents, sinon exclusifs, avec le tabes est la syphilis que nous avons éliminée de notre cadre.

Nous nous contenterons d'en dire un mot pour montrer l'exactitude de notre thèse générale.

Fournier qui, depuis 1876, n'a cessé de défendre cette doctrine de l'origine syphilitique du tabes, a été suivi dans cette voie par une série de neurologues (Althaus, Erb...). Enfin Pierre Marie (66) s'est fait récemment le champion convaincu de cette manière de voir.

« La vraie, je dirais presque la seule cause du tabes, dit-il, c'est la syphilis. » Et plus loin : « Au point de vue pratique, soyez bien convaincus d'une chose, c'est que dans les conditions de notre observation journalière, *le tabes est toujours d'origine syphilitique.* »

On objecte l'absence de lésions spécifiques et l'insuccès du traitement antisyphilitique. Les deux faits objectés sont vrais, mais ne prouvent pas que la syphilis n'intervienne pas dans l'étiologie de l'ataxie locomotrice.

Le tabes peut être d'origine syphilitique sans être de nature syphilitique, ce qui expliquerait la présence de la syphilis à son origine avec l'absence de lésions spécifiques, et l'insuccès du traitement antisyphilitique : c'est l'idée qu'a développée Fournier en plaçant le tabes dans les affections non syphilitiques, mais parasyphilitiques, et qui est précisée dans l'important passage suivant :

« Plus je vieillis dans l'étude de la syphilis, plus s'affermit en moi une conviction, de jour en jour renforcée par l'expérience, à savoir : que la syphilis n'est pas seulement coupable du groupe d'accidents — déjà cependant si étendu et si complexe — qu'on lui rattache d'un aveu unanime sous le nom d'accidents *spécifiques*. Très sûrement, elle *fait plus que cela;* elle fait, en outre, autre chose que cela. Pour moi, je tiens pour certain qu'indépendamment de ces accidents d'ordre incontestablement spécifique, de ces accidents spécifiques d'origine et de nature, elle est encore responsable de nombre d'autres manifestations morbides qui, pour n'avoir plus rien de syphilitique comme nature, n'en restent pas moins syphilitiques *d'origine,* syphilitiques d'origine en ce sens qu'elles sont issues, nées de la syphilis, qu'elles se sont produites de son fait, sous son influence, voire qu'elles ne se seraient pas produites sans elle, suivant toute vraisemblance. »

Sous la réserve de ces considérations très cliniques, je crois qu'en fait on peut dire que la syphilis se rencontre avec une extrême fréquence dans les antécédents des tabétiques. Dire qu'elle existe toujours serait, à mon sens, une exagération. Nous avons tous vu des tabétiques non syphilitiques. Mais ces cas sont l'exception, je n'hésite pas à le dire. La syphilis initiale paraît souvent avoir été bénigne et, à cause de cela, mal soignée; mais elle existe.

Cela ne veut en rien dire que la syphilis soit le seul facteur étiologique du tabes. Nous verrons, dans le paragraphe VI, comment je conçois la superposition, on pourrait dire la *collaboration,* des causes multiples dans la genèse des myélites.

En tous cas, cela suffit à établir le rôle des maladies infectieuses dans la production de l'ataxie locomotrice progressive.

2. Je ne crois pas qu'il y ait de documents relatifs à l'origine infectieuse du *tabes dorsal spasmodique*.

Cela tient surtout à ce que la constitution de ce type clinique de myélite est encore récente, fort discutée et bien incomplète.

Je citerai seulement une observation de Brissaud (17), dans laquelle le tabes dorsal spasmodique paraît s'être développé dans la convalescence d'une rougeole.

3. Dans les *atrophies musculaires progressives*, nous n'avons naturellement à nous occuper ici que de l'*atrophie musculaire progressive myélopathique primitive (type Aran-Duchenne)*.

On comprend combien l'étude récente des amyotrophies névritiques et myopathiques rend plus difficile que jamais l'enquête sur le rôle des maladies infectieuses dans la genèse de la maladie d'Aran-Duchenne.

Le document le plus intéressant est expérimental. Roger (83) a déterminé les symptômes et les lésions de l'atrophie musculaire progressive. Inoculant à des lapins des cultures vieillies du streptocoque de l'érysipèle, il a déterminé chez les animaux le développement d'une maladie chronique rappelant assez bien celle qui nous occupe : l'atrophie envahissait progressivement les muscles des membres postérieurs et des masses sacro-lombaires, les pattes de devant et la tête restant indemnes. A l'autopsie, les muscles présentent les lésions de l'atrophie simple; les grandes cellules des cornes antérieures de la moelle sont profondément altérées, dans la région lombaire surtout; les racines antérieures et les nerfs périphériques sont intacts.

« En résumé, conclut l'auteur, avec un virus déterminé, j'ai pu reproduire chez seize animaux une *myélite systématique* caractérisée, au point de vue anatomique, par une dégénérescence des cellules des cornes antérieures; au point de vue symptomatique, par un ensemble de phénomènes comparables à l'atrophie musculaire progressive. »

Dans la plupart des autres études expérimentales que nous avons citées plus haut, on a trouvé aussi des amyotrophies et des lésions de la substance grise antérieure.

Ainsi, Gilbert et Lion (37) ont de la poliomyélite avec émaciation des membres paralysés par le coli-bacille, de même Bourges (13) chez un lapin par l'érysipélocoque; Thoinot et Masselin (94), avec le coli-bacille et le staphylocoque, font de la paraplégie amyotrophique, avec poliomyélite antérieure...

Tous ces faits expérimentaux prouvent l'existence de la poliomyélite antérieure d'origine infectieuse, et permettent d'admettre comme possibles quelques faits (sans autopsie) d'atrophie musculaire progressive, consécutifs à la fièvre typhoïde, à la rougeole, au rhumatisme ou au choléra, que l'on trouve dans les classiques. On peut y joindre le fait de Rondot (85), consécutif à une pneumonie.

4. Je n'ai pas trouvé d'observation qui permette d'établir l'étiologie infectieuse de la *sclérose latérale amyotrophique*.

5. Il n'en est pas de même de la *paralysie atrophique spinale infantile*, et par suite de la *paralysie spinale aiguë de l'adulte* (ces deux types correspondant, en somme, à la poliomyélite aiguë antérieure) (¹).

D'abord, la plupart des faits expérimentaux que nous avons rappelés dans le paragraphe de l'Aran-Duchenne s'appliquent mieux, hors ceux de Roger, au paragraphe actuel, parce que c'est le plus souvent de la poliomyélite aiguë que les auteurs ont trouvée derrière les amyotrophies constatées.

De plus, il y a ici des documents cliniques de nature à faire admettre l'origine infectieuse de la paralysie atrophique spinale infantile.

D'abord, la maladie paraît se présenter dans certains cas sous la forme épidémique. Voici les faits importants que Marie (66) a réunis à ce sujet (je le cite textuellement) :

« M. Cordier (25), dans une communication à la Société des Sciences médicales de Lyon en 1887, annonce qu'il a vu en deux mois (juin et juillet 1885), à Sainte-Foy-l'Argentière, sur une population de 1,500 âmes, se développer 13 cas de paralysie infantile, alors que dans les autres années on n'avait rien observé d'analogue.

» M. Leegard (61) cite de son côté ce fait que, dans la petite ville de Maudal (Norvège), M. Oxholm et ses confrères auraient observé 8 cas de paralysie infantile de la fin de juillet au commencement de septembre, ce qui ne s'était encore jamais vu jusqu'à ce moment.

» M. Médin (68) a également constaté des cas du même genre, mais en bien plus grand nombre. C'était en 1888. Pendant le printemps, il avait déjà observé 5 cas; puis, à partir du mois d'août, le nombre en augmenta d'une telle façon que l'auteur en avait vu se produire 44 cas au mois de novembre.

» Cet auteur rappelle, en outre, qu'en 1881 Bergenholtz aurait déjà observé à Uméa une petite épidémie de 13 cas, et que G. Colmer (23), ayant interrogé les parents d'un enfant atteint de paralysie infantile, avait appris d'eux que dans leur district, sur un rayon de quelques milles et en trois ou quatre mois, il y aurait eu huit à dix autres enfants frappés de la même affection.

» Quant aux 5 cas observés par M. Briegleb (16) à la clinique de Iena, du mois de juin au mois de juillet, il convient de faire remarquer que, provenant de localités éloignées d'une ou deux heures de chemin de fer les unes des autres, ils ne semblent pas, au point

---

(¹) Avec Charcot, Raymond, Marie, Blocq et d'autres, et en me basant sur les faits, je crois pouvoir maintenir la paralysie *spinale* aiguë de l'adulte, semblable, cliniquement et anatomiquement, à la paralysie infantile.

do vue épidémique, être aussi directement démonstratifs que les précédents.

» D'après ces documents, la nature épidémique de la paralysie infantile, du moins dans certaines circonstances, me paraît donc établie d'une façon indiscutable... »

Marie rapproche de ces faits d'autres arguments en faveur de la nature infectieuse de cette maladie.

On voit dans un certain nombre de cas la paralysie infantile succéder à une rougeole, une scarlatine, une diphtérie, une variole, une coqueluche...

Nous avons cité nous-même plus haut deux cas de paralysie infantile de Roger et Damaschino (84) consécutifs, l'un à une variole, l'autre à une dysenterie, et un cas de Lippmann (63), consécutif à une furonculose.

Que l'infection initiale puisse être catégorisée ou non, la paralysie infantile débute toujours par des accidents généraux qui, « de l'avis unanime, sont absolument analogues à ceux qui se montrent dans les maladies générales aiguës fébriles. »

Enfin, au point de vue anatomique, ce sont des foyers de myélite aiguë, atteignant surtout la substance grise antérieure à cause du mode de distribution des artères spinales, foyers de poliomyélite, que Marie, avec Vizioli et Strümpell, rapproche de la lésion de l'hémiplégie cérébrale infantile.

De tout cela on peut bien conclure (sans proclamer la question définitivement tranchée) que la paralysie spinale infantile paraît être une myélite infectieuse.

Pour la paralysie spinale aiguë de l'adulte, on peut raisonner par analogie.

La plupart des faits attribués au refroidissement peuvent être mis sur le compte d'une infection indéterminée. On a cité deux cas après la rougeole et un cas après la variole (un cas après l'accouchement pourrait bien aussi être infectieux).

6. Pour la *myélite diffuse aiguë,* le bagage expérimental est considérable.

La plupart des faits observés sont de la myélite aiguë, ou en foyers disséminés ou à marche ascendante. Telles sont les observations de Gilbert et Lion (37), Bourges (13), Vincent (98), Thoinot et Masselin (94), Enriquez et Hallion (34), Widal et Besançon (101).

Au point de vue clinique aussi, la plupart des meilleurs faits que nous avons cités avec autopsie et consécutifs à une infection définie, se rapportent à la myélite diffuse aiguë.

Telles sont les observations de Westphal (100), Auché et Hobbs (1), Œttinger et Marinesco (74), à la suite de la variole;

celle de Barlow (3) après la rougeole; celle de Curschmann (26) après la fièvre typhoïde; celles de Gull (4), Dufour (31), Ullmann (96) et Barrié (4), après la blennorragie; celle d'Homen (48), par infection streptoccocique, et celles d'Eisenlohr (33) et de Schlesinger (87), par staphyloccocie; celles de Delioux de Savignac (28), d'Hoffmann (47) et de Laveran (59), après la dysenterie; celles de Laveran (60) et de Leyden (62), après la grippe; celles d'Ollivier d'Angers (75), de Carre et Bourguet (14) et de Bettelheim (8), dans la pneumococcie; celle de Baumgarten (5) dans le charbon...

Il me paraît y avoir là un faisceau de faits soit expérimentaux, soit cliniques, tous avec autopsie, très suffisant pour permettre de dire que les myélites diffuses aiguës sont, dans un grand nombre de cas, d'origine infectieuse.

On remarquera que, dans nos observations, il y a à la fois des myélites aiguës non envahissantes et des myélites aiguës envahissantes, c'est-à-dire des myélites réalisant le syndrome de Landry.

Après les beaux travaux de Dejerine, de Pitres et Vaillard, de Mᵐᵉ Dejerine-Klumpke, d'Eisenlohr, de Leyden, on a pu croire que la paralysie de Landry est toujours polynévritique. Je crois qu'elle l'est souvent, mais il y a aussi des cas de maladie de Landry spinale.

Certains des faits que nous avons cités plus haut le prouvent. Soit expérimentalement, soit cliniquement, on a vu des myélites envahissantes, à forme ascendante, consécutives à des infections.

Œttinger et Marinesco (74) ont récemment repris et développé dans un mémoire important cette idée de l'origine infectieuse de la maladie de Landry. En plus des observations que nous rapportons, ils citent des faits de Golgi, Schafer, Babes et Roux, après la rage.

Donc, les divers types de myélite diffuse aiguë peuvent être d'origine infectieuse.

7. On pourrait se contenter de dire que la *myélite diffuse chronique*, succédant souvent à la myélite aiguë, doit avoir une étiologie analogue et être par conséquent justiciable d'une origine infectieuse.

D'autre part, en ne parlant ici ni de la syphilis ni de la tuberculose, nous supprimons de notre programme une grosse part des myélites diffuses chroniques infectieuses.

Enfin, nous ne sortons pas des myélites diffuses chroniques dans les deux paragraphes suivants consacrés à la syringomyélie et à la sclérose en plaques.

8. Je crois que la *syringomyélie* doit figurer dans une revue des myélites, non à cause des cas de gliomatose, mais à cause des cas de myélite cavitaire que l'on a observés.

En laissant de côté la syphilis, dont Desnos et Babinski (29) ont montré le rôle étiologique, on a signalé des maladies infectieuses à l'origine de certains cas de syringomyélie, notamment la fièvre typhoïde, le rhumatisme, la pneumonie, la fièvre intermittente, la blennorragie.

J'ai cité plus haut deux bonnes observations avec autopsie, une de Joffroy et Achard (53), consécutive à une pneumonie, l'autre de James Taylor (92), consécutive à une bronchite.

9. Reste la *sclérose en plaques.*

J'ai déjà cité quatre observations, avec autopsie, de sclérose en plaques d'origine infectieuse : celle d'Ebstein (32) consécutive à une fièvre typhoïde, celle de Jolly (54) consécutive à un érysipèle, celle de Westphal (100) consécutive à une pneumonie, et celle de Joffroy (52) consécutive au choléra.

Marie, dans son mémoire (65), a développé l'idée qui avait déjà frappé Kahler et Pick (55). Il rapporte onze observations consécutives à la fièvre typhoïde (une personnelle, celle d'Ebstein citée plus haut, une de Kahler et Pick, une de Westphal, une de Chauffard, une de Bailly, quatre de Clément et une de Bouveret), trois observations de Westphal consécutives à la variole, une de Jolly (citée plus haut) consécutive à l'érysipèle, trois observations consécutives à la pneumonie (une déjà citée de Westphal, une de Friedreich et une de Richard), une de Lenhartz consécutive à la dysenterie, une de Stadthagen consécutive à la diphtérie, enfin une de Joffroy, déjà citée, consécutive au choléra.

De tous ces documents se dégage la notion de la « subordination de la sclérose en plaques aux maladies infectieuses ».

Il reprend et développe ses idées dans ses *Leçons* (66), et dans le *Traité de Médecine* (67) ajoute, d'après un cas de Charcot, le rhumatisme cérébral aux maladies infectieuses qui peuvent produire la sclérose en plaques et conclut « comme un fait, et un fait bien établi : la sclérose en plaques est dans un rapport étroit de causalité avec les maladies infectieuses ».

Peu de temps après le mémoire de Marie, Jaccoud (51) avait soumis tous ces faits à une critique sévère. On ne peut qu'accepter les réserves qu'il base sur l'existence des pseudo-scléroses en plaques, des syndromes simulateurs de la sclérose en plaques.

Nous conclurons donc que la démonstration n'est pas encore définitive, qu'elle n'est pas encore aussi complètement faite que le mémoire de Marie l'indiquerait, mais que cependant on ne doit pas nier une relation fréquente de cause à effet entre les maladies infectieuses et la sclérose en plaques.

En somme, et tout en appelant de nouveaux faits plus démonstratifs, il me semble que nous sommes en droit de conclure que *les divers types cliniques de myélite peuvent être engendrés par les maladies infectieuses* ([1]).

Une remarque est cependant encore utile.

Si on passe en revue les divers faits relatés, et surtout si on analyse de près les observations vraiment concluantes avec autopsie, on voit que si tous les types cliniques de myélite peuvent être engendrés par l'infection, tous ne le sont pas avec le même degré de facilité et de fréquence.

Il est certain que *les formes le plus fréquemment observées,* soit expérimentalement, soit cliniquement, *après les infections, sont les myélites diffuses, soit la myélite diffuse aiguë (non envahissante ou envahissante, en un foyer ou en foyers disséminés), soit la myélite diffuse chronique (en un foyer ou en plaques).*

Si nous laissons de côté le tabes qui, en fait d'infection, semble inféodé à la syphilis et par suite sort de notre cadre, les seuls faits qui semblent faire exception à cette règle sont ceux de paralysie spinale atrophique de l'enfant ou de l'adulte et ceux d'atrophie musculaire progressive (Aran-Duchenne). Or, beaucoup de ces faits sont des myélites diffuses réduites à des foyers de polio-myélite antérieure.

IV

Les myélites infectieuses n'ont pas une histoire clinique différente suivant la nature de l'infection causale.

En d'autres termes, la myélite peut être cliniquement la même après des infections différentes, et la même infection peut développer des myélites cliniquement différentes.

En un mot, le tableau clinique est commandé par le siège de la localisation sur la moelle plutôt que par la nature de l'infection.

La démonstration de cette proposition me paraît découler naturellement des deux chapitres précédents; et il ne sera pas nécessaire d'insister.

([1]) On excepte, en général, du cadre infectieux les myélites à allure familiale. Cela se comprend pour les faits qui correspondent à de l'hérédité vraie. Mais l'infection pourrait se retrouver dans les cas (comme j'en ai vu) où la maladie familiale frappe des contemporains sans qu'on puisse retrouver dans les ascendants une souche commune. La maladie familiale, dans ces cas, pourrait être comparée à une épidémie de maison.

Si le rapport de cause à effet est évident dans bon nombre de cas entre les diverses maladies infectieuses et les diverses myélites, il est évident aussi qu'une maladie infectieuse n'est pas inféodée à une myélite donnée et qu'une myélite donnée ne correspond pas toujours à la même infection.

Tous les faits réunis dans notre deuxième paragraphe prouvent surabondamment que *la même infection peut développer des myélites cliniquement différentes,* et tous les faits réunis dans notre troisième paragraphe prouvent que *la myélite peut être cliniquement la même après des infections différentes.*

De plus, la myélite, une fois réalisée, n'a pas une symptomatologie différente suivant la·nature de l'infection initiale.

C'est un principe qui domine toute la pathologie médullaire, et qui s'applique également ici, que les symptômes des myélites, pris isolément, sont facteurs du siège de la lésion médullaire et non de la nature nosologique de cette lésion.

Il y a des symptômes qui veulent dire cornes antérieures, d'autres, cordons postérieurs, etc., quelle que soit la nature de l'agent qui a lésé ces cornes antérieures ou ces cordons postérieurs.

Donc, dans les myélites infectieuses comme dans les autres, *le tableau clinique est commandé par le siège de la localisation sur la moelle plutôt que par la nature de l'infection.*

Ce qui pourrait changer d'une infection à l'autre, c'est le groupement des symptômes, leur mode de succession, l'évolution clinique de la myélite.

En fait, la nature de l'infection initiale n'a aucune action sur cet élément du tableau morbide.

Que la myélite soit postvarioleuse, postdysentérique ou posttyphoïdique, elle n'a pas une allure différente.

En d'autres termes, étant donnée chez un malade une myélite en évolution, on ne pourra pas, par la seule analyse clinique du cas, dire si elle vient de telle ou telle infection.

Donc, *les myélites infectieuses n'ont pas une histoire clinique différente suivant la nature de l'infection causale.*

Nous allons retrouver dans cette proposition un argument pour essayer d'établir que dans les myélites infectieuses il n'y a peut-être pas autant de diversité dans les infections *vraiment causales* que dans les infections *initiales.*

V

Que les microbes agissent sur la moelle par eux-mêmes ou par leurs toxines, il
   est difficile de dire si chaque maladie infectieuse détermine directement la
   myélite ou si chaque infection spéciale appelle une infection banale secondaire de la moelle.
Je crois cependant plus probable que les infections banales (streptocoque, staphylocoque, coli-bacille) sont le plus souvent la cause directe des myélites
   infectieuses, quelle que soit la nature de l'infection initiale.

1. Cette proposition a trait en réalité à une question d'anatomie
et surtout de physiologie pathologiques. Je ne peux donc que
l'indiquer sans la traiter.

Il y a des faits positifs dans lesquels on a trouvé des microbes
pathogènes dans le foyer myélitique, et il y a des faits positifs
de myélite infectieuse (myélite diphtéritique expérimentale, par
exemple) dans lesquels il n'y avait pas de microorganismes et
dans lesquels, par suite, les poisons microbiens pouvaient seuls
être invoqués.

Si on tenait à une théorie exclusive et générale, ces derniers
faits seraient plus importants que les premiers. Car, quand il n'y
a pas de microbes, on peut être sûr qu'il n'y a que des toxines;
tandis que, quand il y a des microbes, il peut y avoir en même
temps les microbes et leurs poisons.

Si donc on voulait une théorie applicable à tous les cas, il
faudrait se rallier plutôt à la théorie des toxines.

Mais, comme il n'est pas prouvé que tous les cas sont justiciables
du même mode pathogénique, il serait, je crois, prématuré de
donner sur ce point une conclusion ferme et il vaut mieux
laisser à l'avenir de décider, pour chaque infection, *si les microbes
agissent sur la moelle par eux-mêmes ou par leurs toxines.*

2. Je crois également fort *difficile,* dans l'état actuel de nos
connaissances, *de dire si chaque maladie infectieuse détermine
directement la myélite ou si chaque infection spéciale appelle une
infection banale secondaire de la moelle.*

J'avoue que je pencherais plutôt vers cette dernière manière
de voir, mais sans pouvoir étayer mon opinion sur des preuves
rigoureuses.

Expérimentalement, la toxine diphtéritique a donné à Enriquez
et Hallion (34) une myélite, et Vincent (98) a déterminé une myélite
avec le bacille d'Eberth.

Mais la diphtérie n'est pas une maladie qui aime beaucoup la
moelle; l'exemple n'est donc pas très concluant et, dans l'expé-

rience de Vincent, le bacille d'Eberth était associé à un autre microbe indéterminé.

En dehors de ces faits, toutes les autres expériences ont été instituées avec le streptocoque, le staphylocoque ou le coli-bacille, c'est-à-dire avec un microbe banal.

Et cependant c'est par l'expérimentation qu'on doit arriver à résoudre la question parce que là on peut agir avec des cultures pures et éviter les associations microbiennes dont on n'est jamais sûr de se garer en clinique.

Ainsi Curschmann (26) et Honl (49) ont bien trouvé le bacille d'Eberth dans une paralysie spinale aiguë et dans une méningite rachidienne. Mais rien ne prouve que dans ces mêmes cas il n'y avait pas d'autres microbes ni surtout des toxines d'autres microbes.

D'autre part, en clinique, l'unité du tableau clinique, quelle que soit l'infection initiale, plaiderait plutôt en faveur de l'unité et par suite de la banalité de l'agent infectieux agissant sur la moelle.

Toutes les localisations de l'érysipèle et toutes les localisations du bacille d'Eberth ont des allures bien séparées, bien distinctes, qui font qu'on ne confond pas en clinique une infection érysipélateuse et une infection typhoïdique. Et quand il s'agit de la moelle, tout est changé : la myélite postérysipélateuse et la myélite postéberthienne se confondent, ne peuvent pas être distinguées.

La variole, la blennorragie et la dysenterie ont des allures cliniques bien différentes. Mais les myélites qui succèdent à ces maladies diverses se ressemblent absolument entre elles et le diagnostic différentiel de leur origine est impossible si on est réduit à l'analyse des accidents médullaires.

De plus, la date d'apparition des myélites infectieuses fait plutôt penser à une infection secondaire.

Sans doute on observe des myélites à toutes les phases de l'infection initiale, mais il est certain que l'époque de prédilection pour l'apparition de ces myélites est la convalescence.

C'est la période où l'infection initiale est éteinte ou sur le point de disparaître; on comprendrait difficilement sa localisation sur la moelle à ce moment.

On comprend, au contraire, très bien qu'une infection secondaire banale, associée à la première, appelée par elle, se développe dans la convalescence de la première et produise alors la myélite.

On a un bon exemple de ce processus, pris en quelque sorte sur le fait, dans le cas de Barrié (4) : la myélite qu'il a observée était postblennorragique, mais due au staphylocoque plutôt qu'au gonocoque.

Cette notion pourrait, dans une certaine limite, expliquer les affections parasyphilitiques ou d'une manière plus générale para-infectieuses.

Une myélite serait para-infectieuse par rapport à l'infection initiale et infectieuse par rapport à l'infection secondaire associée. Ainsi la myélite de Barrié serait staphylococcique et paragono-coccique.

Je n'insiste pas; mais il me semble que, tout en proclamant encore l'impossibilité actuelle d'une solution rigoureuse définitive, on peut conclure que *probablement les infections banales (strepto-coque, staphylocoque, coli-bacille) sont le plus souvent la cause directe des myélites infectieuses, quelle que soit la nature de l'infection initiale.*

VI

En tous cas, l'étiologie des myélites infectieuses est complexe: la maladie demande pour se produire le concours de l'infection et d'une prédisposition névropathique, acquise ou héréditaire.

De tout ce qui précède, il résulte nettement que l'infection est un facteur étiologique puissant dans la production des myélites.

On peut même dire que, si on laisse de côté les cas trauma-tiques, deux causes dominent l'étiologie des myélites : les infections et les intoxications.

Ce qui permettrait de dire, si on se rattachait à la théorie probable des toxines que *la grande cause des myélites est l'intoxi-cation d'origine animale, végétale ou minérale.*

Pas plus que la pneumonie, la myélite n'est une maladie *locale;* ce sont des maladies *localisées,* comme le voulait notre ancienne pathologie générale.

Mais alors même que cette formule, un peu hardie aujourd'hui, du rôle constant de l'infection ou de l'intoxication dans la genèse des myélites, serait complètement démontrée et deviendrait abso-lument générale, cela ne voudrait pas dire qu'il n'y a pas d'autre facteur à considérer dans l'étiologie des myélites.

Même dans les cas où l'action pathogène de l'infection est évi-dente, on peut souvent constater l'intervention simultanée d'une autre cause pour la production de la myélite; c'est la disposition névropathique acquise ou héréditaire.

La chose est du reste générale.

Quand un agent infectieux se présente à portée d'un organisme vivant, l'état personnel antérieur de cet organisme intervient de deux manières : il faut d'abord que cet organisme soit en état de réceptivité, accueille le microbe ou tout au moins se laisse vaincre et envahir par lui. Mais il faut aussi que cet état antérieur de l'organisme permette, explique et justifie la localisation ultérieure de l'infection sur un organe donné.

Dans notre cas particulier, quand plusieurs individus sont atteints d'une même maladie infectieuse, tous ne font pas de la myélite. Pour que l'infection produise de la myélite chez tel ou tel, il faut que chez cet individu, dans son état organique antérieur, il y ait un autre élément etiologique qui détermine la localisation sur la moelle plutôt que sur le poumon ; c'est la disposition névropathique acquise ou héréditaire.

J'ai actuellement dans mon service une femme qui était hystérique depuis longtemps ; son mari lui donne la vérole : elle fait de la myélite lombaire. C'est bien là une myélite infectieuse ; mais la disposition névropathique démontrée par l'hystérie antérieure a joué son rôle dans l'étiologie de la maladie ; elle a déterminé la localisation médullaire de l'infection.

De même dans les deux observations de paraplégie syphilitique que rapportent Gilles de la Tourette et Hudelo (38), l'une était hystérique et le père de l'autre s'était pendu.

Cette notion éclaire l'étiologie du tabes. Fournier et l'école de Saint-Louis tiennent pour la syphilis, Charcot et l'école de la Salpêtrière défendent la disposition névropathique héréditaire. Les deux opinions, loin d'être contradictoires, se complètent.

La syphilis ne donne pas le tabes à toutes ses victimes. Pour qu'elle se localise sur la moelle il faut que, d'autre part, le sujet présente une disposition spéciale à cette localisation : c'est la disposition névropathique, acquise ou héréditaire.

Et cela ne s'applique pas seulement à la syphilis.

Un malade d'Ollivier d'Angers (75) a une méningomyélite consécutive à une pneumonie : voilà l'infection. Déjà, dans son enfance, il avait eu une paraplégie suite de diarrhée chronique : voilà la disposition névropathique.

Une malade de James Lucas eut une paraplégie à la suite d'une rougeole ; neuf années auparavant elle avait eu également une paraplégie après une variole. Voilà bien encore la disposition névropathique affirmée et venant concourir avec les infections successives pour déterminer les myélites infectieuses.

De même une malade de Trousseau (57) atteinte de paraplégie dans la fièvre typhoïde avait eu, quelques années auparavant, une autre paraplégie après un eczéma.

Le malade de Goldflam (39) qui eut une poliomyélite antérieure postgrippale, avait eu dans sa jeunesse des migraines et de fortes attaques d'épilepsie.

Un des malades de Raymond (80), qui eut une myélite ascendante postdothiénentérique, avait perdu son père de congestion cérébrale à quarante-six ans; sa mère avait des gastralgies.

Un des malades d'Hayem et Parmentier (46), spinal postblennorragique, avait sa mère nerveuse, fort irritable, et un frère choréique.

Le malade de Fereol (9), atteint de paralysie ascendante postgrippale, était un surmené morphinomane.

Celui de Villard (9), qui eut une paraplégie postgrippale, était antérieurement atteint de goitre exophtalmique.

On peut, à mon sens, faire intervenir la considération de cette même disposition névropathique dans l'interprétation de beaucoup de faits récemment étudiés, de poliomyélite à récidive ou à répétition.

On a vu des récidives, dans l'enfance même, d'une paralysie infantile. Mais on a principalement vu divers types de poliomyélite aiguë, subaiguë et surtout chronique se développer chez des individus atteints dans leur enfance de paralysie atrophique.

C'est Carrieu (18) qui a ouvert la série des travaux sur cette question. Depuis lors ils se sont multipliés. Nous citerons, en dehors des thèses de Coudoin (1879) et de Grandon (1893), les travaux de Ballet et Duthil (2), Rendu (82) et Bernheim (7).

On ne peut guère admettre une simple extension de la première lésion et une propagation tardive aux parties voisines de la moelle, puisque très souvent la seconde affection a son point de départ anatomique très loin de la première.

J'aime mieux admettre qu'on assiste chez ces malades à des affirmations successives de la disposition névropathique du sujet. Ces affirmations ont lieu sous l'influence d'infections successives, soit que la première atteinte microbienne, restée latente, se réveille ensuite, soit que (ce qui paraît plus probable) le même sujet ait subi des infections successives; les infections pouvant du reste être semblables entre elles ou différentes au point de vue de l'agent pathogène, leur conséquence myélitique étant toujours la même à cause de l'unité persistante du fond névropathique.

En un mot, dans ces myélites successives chez le même sujet, il y a des infections multiples et une disposition névropathique constante.

Je ne dis pas que ceci s'applique à toutes les observations.

Pour des raisons diverses, il est impossible dans certains cas de trouver chez le myélitique infectieux des tares névropathiques. Mais on en trouve souvent quand on les cherche avec soin.

On peut donc dire qu'en général *l'étiologie des myélites infectieuses est complexe : la maladie demande pour se produire le concours de l'infection et d'une prédisposition névropathique acquise ou héréditaire.*

VII

Le diagnostic, le pronostic et le traitement des myélites infectieuses
se déduisent des considérations précédentes.

1. Comme pour toutes les myélites, le *diagnostic* comporte deux temps : un temps anatomique et un temps nosologique.

En présence d'une maladie du système nerveux, il faut d'abord éliminer l'idée de névrose ; la lésion anatomique admise, prouver qu'elle est dans la moelle et non dans les autres parties du système nerveux (encéphale, nerfs) ; enfin établir dans quelle partie de la moelle elle siège, soit en largeur (substance grise, substance blanche, faisceaux), soit en hauteur (étages successifs, renflements).

Cette partie du diagnostic se fera d'après les règles classiques ordinaires ; il n'y a rien de spécial aux myélites infectieuses.

Dans une seconde partie, il faut diagnostiquer si la myélite est infectieuse et, dans ce cas, quelle est l'infection initiale (je ne dis pas l'infection causale, parce que je ne crois pas possible de la diagnostiquer dans l'état actuel de nos connaissances).

Ce second temps du diagnostic ne peut se faire que par les anamnestiques. En interrogeant le malade et l'entourage, on déterminera s'il y a eu une infection au début de la maladie, quelle a été cette infection ; et enfin on déterminera aussi s'il y avait chez le sujet une disposition névropathique, acquise ou héréditaire, et quelle en était l'importance.

2. D'une manière générale, le *pronostic* des myélites infectieuses est relativement bénin, en ce sens qu'on paraît en guérir souvent ; d'où le petit nombre des autopsies que nous avons pu réunir.

Je dis « paraît » guérir, parce que nous restons toujours dans une certaine hésitation sur le diagnostic des myélites qui guérissent.

Le pronostic varie du reste suivant plusieurs éléments.

D'abord suivant la forme de la myélite : la myélite aiguë et rapidement envahissante de bas en haut est la plus grave et habituellement mortelle, quoiqu'on l'ait vue guérir ; la forme la plus bénigne paraît être celle de la paralysie infantile, c'est-à-dire à début brutal, étendu, avec rétrocession ultérieure, souvent rapide, quelquefois complète; les formes sans rétrocession et sans envahissement rapide, à début subaigu ou chronique, ne menacent guère la vie, mais aboutissent souvent à l'infirmité, parfois progressive.

Le pronostic des types cliniques définis (tabes, poliomyélites antérieures, sclérose en plaques...) reste d'ailleurs tel que les classiques l'ont établi : l'origine infectieuse n'y modifie rien.

La nature de l'infection initiale ne paraît pas non plus avoir d'influence sur le pronostic de la myélite consécutive. Ceci n'est vrai que des myélites infectieuses que nous étudions, c'est-à-dire en laissant de côté la syphilis et la tuberculose qui apportent au contraire leur note pronostique propre.

La nature et la gravité de la maladie infectieuse antérieure interviennent dans le pronostic par l'étendue et la profondeur de l'adynamie, de l'anémie, de l'asthénie qu'elle peut laisser derrière elle.

L'existence et l'importance de la disposition névropathique sont par elles-mêmes un élément considérable du pronostic.

Toutes choses égales, un sujet dont l'hérédité névropathique est lourde ou dont le passé névropathique est chargé, est beaucoup plus menacé qu'un autre, dans son avenir nerveux, par une myélite infectieuse.

C'est pour cela que cette recherche de la disposition névropathique antérieure a un grand intérêt clinique.

3. Pour le *traitement*, comme nous avons éliminé la syphilis, nous n'avons pas à discuter la question très délicate des indications et de l'efficacité du traitement spécifique dans les myélites syphilitiques.

Les autres myélites infectieuses, n'ayant rien de spécifique dans leur histoire quelle que soit l'infection initiale, ne sont pas justiciables d'un traitement spécial à chaque infection.

Quand elles sont intra-infectieuses, c'est-à-dire quand elles se développent dans le cours même de la maladie infectieuse, c'est le traitement de l'infection qui domine absolument la scène. On donnera de la quinine si c'est du paludisme, du salicylate de soude si c'est du rhumatisme aigu, des bains si c'est une dothiénentérie... Tout au plus pourra-t-on ajouter quelques ventouses scarifiées ou des pointes de feu le long de la colonne vertébrale.

Mais si, ce qui est beaucoup plus fréquent, la myélite est postinfectieuse, la maladie médullaire est alors en quelque sorte émancipée de la maladie infectieuse initiale et les indications thérapeutiques sont celles du traitement ordinaire des myélites.

Ce traitement variera suivant l'acuité et la marche de la myélite.

Si la myélite est grave, envahissante, menace la vie par son ascension, j'engage, tout en faisant de la révulsion le long de la colonne, à instituer le grand traitement mixte, et cela malgré l'absence de tout stigmate syphilitique et de toute preuve de syphilis antérieure. C'est un traitement puissamment résolutif que j'ai vu réussir (44). Il faut l'établir énergique : frictions napolitaines ou injections sous-cutanées de mercure et en même temps iodure que l'on porte rapidement à la dose quotidienne de 6 à 8 grammes.

Si la myélite a une allure plus calme, subaiguë ou chronique, c'est le traitement classique ordinaire, dont les éléments principaux sont :

a. La révulsion le long de la colonne : ventouses, pointes de feu, vésicatoires, cautères ;

b. L'électricité et le massage ;

c. Les toniques hygiéniques (régime alimentaire et plein air) ;

d. Les toniques médicamenteux (glycérophosphates, arsenic) ;

e. Les eaux minérales : ferrugineuses comme Lamalou (69), chlorurées sodiques comme Balaruc ou sulfureuses comme Luchon.

Il est inutile d'insister sur les indications respectives de ces divers moyens thérapeutiques ; c'est le traitement banal des myélites : la nature infectieuse d'une myélite ne le modifie en rien.

NOTES BIBLIOGRAPHIQUES.

ACHARD (JOFFROY et), voir Joffroy (53).

ANGELINI (TORTI et), voir Torti (95).

(1) AUCHÉ et HOBBS. — Contribution à l'étude des complications médullaires de la variole (*Congrès franç. de Médecine, session de Lyon,* octobre 1894, p. 430, et Soc. de Biol., 10 nov. 1894).

BABINSKI (DESNOS et), voir Desnos (29).

(2) BALLET et DUTHIL. — De quelques accidents spinaux déterminés par la présence dans la moelle d'un ancien foyer de myélite infantile (*Revue de Méd.,* 1884, p. 18).

(3) BARLOW. — On a case of early disseminated myelitis occuring in the Exanthem stage of measles and fatal on the eleventh day of that disease (*Brit. med. Journ.,* 13 nov. 1886, t. II, p. 923.)

(4) BARRIÉ. — Contribution à l'étude de la méningomyélite blennorragique, th. de Paris, 14 juin 1894, n° 311.

(5) BAUMGARTEN. — *Arch. d. Heilk.*, 1876, t. XVII. Cit. Œttinger et Marinesco (74).

(6) BAYLE. — Des paralysies consécutives à l'infection morbilleuse, th. de Paris, 1886, n° 6.

(7) BERNHEIM. — Des poliomyélites antérieures, aiguë, subaiguë et chronique de l'adulte, greffées sur la paralysie infantile (*Revue de Méd.*, 1893, p. 1).

BESANÇON, voir Widal (101).

(8) BETTELHEIM. — *Wien. med. Bl.*, 1888, p. 65. Cit. Boulloche (12).

(9) BIDON. — Étude clinique de l'action exercée par la grippe de 1889-1890 sur le système nerveux (*Revue de Méd.*, 1890, p. 661 et 839).

(10) BIKELES. — Contribution à l'anatomie pathologique de la paralysie postdiphtéritique (*Trav. de l'Institut d'Obersteiner à Vienne*, 1894. p. 110. Anal. *in Revue neurol.*, 1894, p. 448).

(11) BOINET et SALEBERT. — Des troubles moteurs dans l'impaludisme (*Revue de Méd.*, 1889, p. 933).

(12) BOULLOCHE. — Des paralysies pneumoniques, th. de Paris, 1892, n° 99.

BOULLOCHE (GRANCHER et), voir Grancher (40).

(13) BOURGES. — Myélite diffuse aiguë expérimentale, produite par l'érysipélocoque (*Arch. de Méd. expérim. et d'Anat. pathol.*, 1893, t. V, p. 227).

(14) BOURGUET. — Paraplégie dans la pneumonie, th. de Montpellier, 1884. — CARRE. — De la paraplégie dans la pneumonie (*Gaz. hebd. de Méd. et de Chir.*, 1888, p. 84 et suiv.).

(15) BRAULT. — Paralysie ascendante à rétrocession; infection streptococcique atténuée ayant pour point de départ des abcès cutanés et sous-cutanés des membres inférieurs (Soc. fr. de Dermatol. et de Syphilig., 13 décembre 1894.)

(16) BRIEGLEB. — Ueber die Frage der infectiosen Natur der acuten Poliomyelitis, Inaug. Diss. Iena., 1890. Cit. Marie (66).

(17) BRISSAUD. — Leçons sur les maladies nerveuses. Paris, 1895, p. 123.

CARRE, voir Bourguet (14).

(18) CARRIEU. — Des amyotrophies spinales secondaires, th. de Montpellier, 1875.

(19) CHALVET. — De la paralysie ascendante aiguë, th. de Paris, 1871.

(20) CHANTEMESSE. — Soc. méd. des Hôp., 25 janvier 1895.

(21) CHAVIER et FÉVRIER. — Manifestations spinales de la blennorragie (*Revue de Méd.*, 1888, p. 1020).

(22) CHEVREAU. — Contribution à l'étude des manifestations médullaires du rhumatisme articulaire aigu, th. de Paris, 1889, n° 294.

(23) COLMER. — *Amer. Journ. of med. Sc.*, 1843. Cit. Marie (66).

(24) COMBY. — Les oreillons (Coll. Charcot-Debove), Paris, 1893, p. 147.

(25) CORDIER. — *Lyon médical*, 1888. Cit. Marie (66).

(26) CURSCHMANN. — Verhandl. des V Congr. f. inn. Med., 1886. Cit. Œttinger et Marinesco (74).

DAMASCHINO (ROGER et), voir Roger (84).

(27) DEJERINE. — Recherches sur les lésions du système nerveux dans la paralysie diphtéritique (*Arch. de Physiol. norm. et pathol.*, 1878). Cit. Landouzy (57).

(28) DELIOUX DE SAVIGNAC. — Des paralysies qui accompagnent et suivent la dysenterie et les coliques sèches (*Un. méd.*, 3e série, t. III, 1867). Cit. Kelsch et Kiener (56).

(29) DESNOS et BABINSKI. — Soc. méd. des Hôp., 11 déc. 1891.

(30) DOURDOUFI, MOURATOFF, MINOR et KOJEVNIKOFF. — Soc. de Neurol. et de Psych. de Moscou, 19 février 1893. — TAMBOURER. — *Ibid.*, 21 janvier 1894. — Anal. in *Revue neurol.*, 1893, p. 245, et 1894, p. 367.

(31) DUFOUR. — Des méningomyélites blennorragiques, th. de Paris, 1889, n° 4.

DUTHIL (BALLET et), voir Ballet (2).

(32) EBSTEIN. — Sprach- und Coordinations-störung in Armen und Beinen in

Folge von Typhus abdominalis (*D. Arch. f. klin. Med.*, 1872, t. IX, p. 528, et t. X, p. 595). Cit. Marie (65).

(33) Eisenlohr. — Ueber Landry'sche Paralyse (*D. med. Wochenschr.*, 1890, n° 38). Cit. Œttinger et Marinesco (74).

(34) Enriquez et Hallion. — Myélite expérimentale par toxine diphtérique (Soc. de Biol., 14 avril 1894, et *Revue neurol.*, 1894, p. 782).

Février (Chavier et), voir Chavier (21).

(35) Genhart. — Ueber diphteritische Lähmungen (Inaug. Diss. Zurich, 1883. Anal. in *Revue des Sc. méd.*, t. XXVI, p. 145).

(36) Gilbert. — Art. *Coli-bacillose*, in *Traité de Méd. et de Thér. de Brouardel, Gilbert et Girode*, 1895, t. I, p. 634.

(37) Gilbert et Lion. Des paralysies infectieuses expérimentales (*Gaz. hebd. de Méd. et de Chir.*, juin 1891). — Des paralysies produites par le bacille d'Escherich (Soc. de Biol., 13 février 1892).

(38) Gilles de la Tourette et Hudelo. — Deux observations pour servir au diagnostic des paralysies syphilitiques (*Nouv. Icon. de la Salpêtr.*, 1893, p. 1).

(39) Goldflam. — Ein Fall Polioencephalitis superior, inferior und Poliomyelitis anterior nach Influenza mit tödtlichem Ausgang, ein anderer aus unbekannter Ursache mit Uebergang in Genesung (*Neurol. Centralbl.*, 1891, p. 162 et 204).

Gourbeyre (Imbert), voir Imbert Gourbeyre (50).

(40) Grancher et Boulloche. — Art. *Diphtérie*, in *Traité de Méd. et de Thér. de Brouardel, Gilbert et Girode*, 1895, t. I, p. 497.

(41) Grandmaison (de). — La variole (Coll. Charcot-Debove), Paris, p. 99.

(42) Grasset. — Maladies du système nerveux. 1878, t. I, p. 613, et 1879, t. II, p. 668.

(43) Grasset et Rauzier. — Traité pratique des Maladies du Système nerveux, 4e éd., 1894, t. I, p. 460; tableau.

(44) Grasset et Villard. — Deux cas de paralysie ascendante à rétrocession *Nouv. Montp. méd.*, 1894, t. III).

(45) Gubler. — Des paralysies dans leurs rapports avec les maladies aiguës et spécialement des paralysies asthéniques, diffuses, des convalescents (*Arch. gén. de Méd.*, 1860, t. I, p. 257 et suiv.).

Hallion (Enriquez et), voir Enriquez (34).

Haushalter (Spillmann et), voir Spillmann (89).

(46) Hayem et Parmentier. — Contribution à l'étude des manifestations spinales de la blennorragie (*Revue de Méd.*, 1888, p. 433).

Hobbs (Auché et), voir Auché (1).

(47) Hoffmann. — *Centralbl. f. Nervenh. Psych. u. ger. Psychopath.*, 1879, p. 254. Cit. Landouzy (57).

(48) Homen. — Un cas d'abcès de la moelle (*Revue neurol.*, 1895, p. 97.)

(49) Honl. — Soc. des Méd. tchèques de Prague, 17 avril 1893. Anal. *in Revue neurol.*, 1893, p. 309.

Hudelo (Gilles de la Tourette et), voir Gilles de la Tourette (38).

(50) Imbert Gourbeyre. — Recherches historiques sur les paralysies consécutives aux maladies aiguës (*Gaz. méd. de Paris*, 1863, p. 381 et suiv.).

(51) Jaccoud. — Sur la sclérose en plaques consécutive aux maladies aiguës (XVIIe et XVIIIe leçons in *Clinique médicale de la Pitié*, 1884-1885. Paris, 1886, p. 272).

James Taylor, voir Taylor (James) (92).

(52) Joffroy. — *Soc. de Biol.*, 1869, p. 146. Cit. Marie (65).

(53) Joffroy et Achard. — De la myélite cavitaire (*Arch. de Physiol. norm. et path.*, 1er oct. 1887). Cit. Boulloche (12).

(54) JOLLY. — Ueber multiple Hirnsclerose (*Arch. f. Psych. u. Nervenkr.*, 1872, t. III, p. 711).

(55) KAHLER et PICK. — Beiträge zur Pathologie und pathologischen Anatomie des Centralnervensystems. Leipzig, 1879, p. 50. Cit. Marie (65).

(56) KELSCH et KIENER. — Traité des maladies des pays chauds. Paris, 1889.

KIDD (PERCY), voir Percy Kidd (76).

KIENER (KELSCH et), voir Kelsch (56).

KOJEVNIKOFF, voir Dourdoufi (30).

(57) LANDOUZY. — Des paralysies dans es maladies aiguës, th. d'agrégation, Paris, 1880.

(58) LAURENTI. — Un caso di gangrena simmetrica di origine spinale da influenza (*Rif. med.*, 1894. Anal. in *Revue neurol.*, 1894, p. 257).

(59) LAVERAN. — De la phlébite, de la thrombose et des paralysies comme complications de la dysenterie (*Arch. de Méd. mil.*, 1885, t. V). Cit. Kelsch et Kiener (56).

(60) LAVERAN. — Soc. méd. des Hôp., 24 janvier 1890. Cit. Bidon (9).

(61) LEEGARD. — On poliomyelit med. demonstration of mikr. prep. (Anal. *in Neurol. Centralbl.*, 1890, p. 760). Cit. Marie (66).

(62) LEYDEN. — Névrite et paralysie ascendante aiguë à la suite d'influenza (Soc. berl. de Psych. et de Mal. nerv., 8 mai 1893. Anal. in *Revue neurol.*, 1893, p. 371 et 482).

LION (GILBERT et), voir Gilbert (37).

(63) LIPPMANN. — Soc. de Méd. int. de Berlin, 6 février 1893 (Anal. *in Revue neurol.*, 1893, p. 96).

(64) MARFAN. — Paralysie spinale survenue à la suite d'une varicelle et d'une otite moyenne suppurée chez un enfant de neuf mois atteint d'une dyspepsie gastro-intestinale chronique et de tuberculose (Soc. méd. des Hôp., 10 mars 1893).

(65) MARIE. — De la sclérose en plaques chez les enfants (*Revue de Méd.*, 1883, p. 536). — Sclérose en plaques et maladies infectieuses (*Progrès méd.*, 1884, p. 287 et suiv.).

(66) MARIE. — Leçons sur les maladies de la moelle. Paris, 1892.

(67) MARIE. — Art. *Sclérose en plaques*, in *Traité de Méd. de Charcot, Bouchard et Brissaud*, 1894, t. VI, p. 352.

MARINESCO (ŒTTINGER et), voir Œttinger (74).

MASSELIN (THOINOT et), voir Thoinot (94).

(68) MEDIN. — Epidemisk optraeden of infantil Paralyse (*Hygiea*, sept. 1890). Cit. Marie (66).

(69) MENARD. — Contribution à l'étude des paralysies consécutives aux infections aiguës (paralysies para-infectieuses). Leur traitement par les eaux de Lamalou, th. de Montpellier, 1894.

MINOR, voir Dourdoufi (30).

MOURATOFF, voir Dourdoufi (30).

(70) NÉGRIÉ. — Soc. de Chir. et de Méd. de Bordeaux, 1888.

(71) NETTER. — De la méningite due au pneumocoque (avec ou sans pneumonie) (*Arch. gén. de Méd.*, 1887, p. 257 et suiv.).

(72) NETTER. — Art. *Pneumonie lobaire*, in *Traité de Méd. de Charcot, Bouchard et Brissaud*, 1893, t. IV, p. 903.

(73) ŒRTEL. — *D. Arch. f. klin. Med.*, 1871, t. VII. Cit. Landouzy (57).

(74) ŒTTINGER et MARINESCO. — Myélite aiguë microbienne (Soc. méd. des Hôp., 18 janvier 1895). — De l'origine infectieuse de la paralysie ascendante aiguë ou maladie de Landry (*Sem. méd.*, 1895, p. 45).

(75) OLLIVIER D'ANGERS. — Traité des maladies de la moelle épinière et de ses annexes. Paris, 1827. Cit. Boulloche (12).

(75bis) ORCEL et STOURME. — Sur un cas de myélite infectieuse ascendante d'origine urinaire-terminée par la guérison (*Congrès franç. de Méd.*, *session de Lyon*, p. 439).

PARMENTIER (HAYEM et), voir Hayem (46).

(76) PERCY KIDD. — A Contribution to the pathology of diphteritic paralysis (*Med. chir. Trans.*, t. LXVI, p. 133. Anal. *in Revue des Sc. méd.*, 1885, t. XXVI, p. 145).

PICK (KAHLER et), voir Kahler (55).

(77) POMBRAK. — Sur un cas de paraplégie d'origine blennorragique (*Wratch.*, 1893, n° 4, p. 93. Anal. *in Revue neurol.* 1893, p. 68).

(78) PRINCE. — Malaria as a cause of degenerative diseases of the spinal Cord. (*New-York med. Rev.*, 1889, p. 105. Anal. *in Revue des Sc. méd.*, t. XXXV, p. 144).

(79) PUGIBET. — Des paralysies dans la dysenterie et la diarrhée chronique des pays chauds (*Revue de Méd.*, 1888, p. 110 et 283).

RAUZIER (GRASSET et), voir Grasset (43).

(80) RAYMOND. — Deux cas de myélite ascendante observée pendant la convalescence de la dothiénenterie (*Revue de Méd.*, 1885, p. 648).

(81) RENDU. — Soc. méd. des Hôp., 21 décembre 1894.

(82) RENDU. — Leçons de clinique médicale. Paris, 1890, t. II, p. 303.

(83) ROGER. — Atrophie musculaire progressive expérimentale (Acad. des Sc., 26 octobre 1891, et *Ann. de l'Inst. Pasteur*, juin 1892, n° 6, p. 436).

(84) ROGER et DAMASCHINO. — Recherches anatomo-pathologiques sur la paralysie spinale de l'enfance (paralysie infantile) (Soc. de Biol., 7 octobre 1871). Cit. Landouzy (57).

(85) RONDOT. — Atrophie musculaire consécutive à une pneumonie. Aphasie (*Gaz. hebd. des sc. méd. de Bordeaux*, 1882, p. 493). Cit. Boulloche (12).

(86) RUAULT. — Art. *Diphtérie*, in *Traité de Méd. de Charcot, Bouchard et Brissaud*, 1892, t. III, p. 193.

SALEBERT (BOINET et), voir Boinet (11).

SAVIGNAC (DELIOUX DE), voir Delioux de Savignac (28).

(87) SCHLESINGER. — Ueber Rückenmarksabscess (*Arb. aus: d. Labor. von Obersteiner*, 1894, p. 114. Anal. *in Revue neurol.*, 1894, p. 619).

(88) SEYMOUR SHARKEY. — Cit. Bourges. La diphtérie (Coll. Charcot-Debove), Paris, 1892, p. 187.

SHARKEY (SEYMOUR), voir Seymour Sharkey (88).

(89 SPILLMAN et HAUSHALTER. — Contribution à l'étude des manifestations spinales au cours de la blennorragie (*Revue de Méd.*, 1891, p. 651).

(90) STCHERBAK. — Des lésions du système nerveux par le poison dipthtérique (*Revue neurol.*, 1893, p. 145).

(91) STEPHAN. — Des paralysies pneumoniques (*Revue de Méd.*, 1889, p. 60).

STOURME (ORCEL et), voir Orcel (75 *bis*).

TAMBOURER, voir Dordoufi (30).

(92) TAYLOR (James). — Case of syringomyelia with necropsy (*The Lancet*, 28 janvier 1893, p. 286. Anal. *in Revue neurol.*, 1893, p. 20).

(93) TEISSIER. — La grippe influenza. Paris, 1893, p. 124.

(94) THOINOT et MASSELIN. — Contribution à l'étude des localisations médullaires dans les maladies infectieuses. Deux maladies expérimentales à type spinal (*Revue de méd.*, 1894, n° 6, p. 449).

(95) TORTI et ANGELINI — Infezione malarica cronica coi sintomi della sclerosi a placche (*La Rif. med.*, 1891, p. 817. Anal. *in Revue des Sc. méd.*, t. XXXIX, p. 579).

(96) ULLMANN. — Ueber Rückenmarksabscess (*Zeitschr. f. klin. Med.*, 1889, t. XVI, p. 38). Cit. Homen (48).

Villard (Grasset et), voir Grasset (44).

(97) Vincent. — Des paralysies dans la fièvre intermittente et de leur patho-génie, th. de Montpellier, 1878, n° 42.

(98) Vincent. — Sur un cas expérimental de poliomyélite infectieuse aiguë ayant simulé le syndrome de Landry (*Arch. de méd. expérim. et d'anat. pathol.*, 1893, t. V, p. 376).

(99) Vulpian. — Maladies du système nerveux. 1876. Cit. Landouzy (57).

(100) Westphal. — Ueber eine Affection des Nervensystems nach Pocken und Typhus (*Arch. f. Psych. u. Nervenkr.*, 1872, t. III, p. 376). — Beobachtungen und Untersuchungen über die Krankheiten des centralen Nervensystems (*Ibid.*, 1874, t. IV, p. 335).

(101) Widal et Besançon. — Soc. méd. des Hôp., 18 et 25 janvier 1895.

(102) Wurtz. — Art. *Scarlatine*, in *Traité de Méd. et de Thérap. de Brouardel, Gilbert et Girode*, 1895, t. I, p. 267.

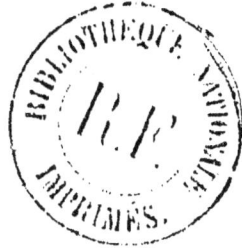

TABLE DES MATIÈRES

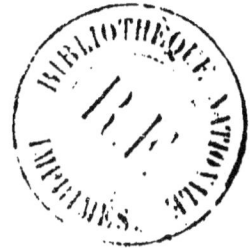

Bordeaux. — Imp. G. GOUNOUILHOU, rue Guiraude, 11.